LE CHOLÉRA A AIX

ET

NOTRE DAME DE LA SEDS

DISCOURS

Prononcé dans l'Eglise de la Seds

Au *Te Deum*

Du 22 Novembre 1884

PAR

M. L'ABBÉ E. MARBOT

Vicaire Général d'Aix

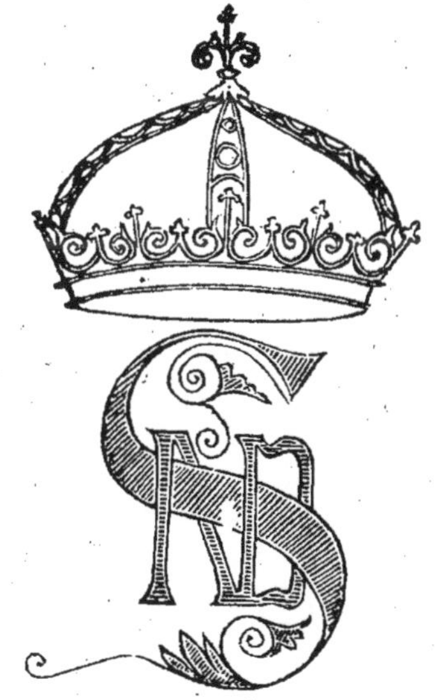

AIX

ACHILLE MAKAIRE, IMPRIMEUR DE L'ARCHEVÊCHÉ

2, rue Pont-Moreau, 2

1884

LE CHOLÉRA

ET

NOTRE DAME DE LA SEDS

Imprimatur.

Aquis-Sextiis, die 22ª Novembris 1884.

† AUGUSTINUS, Archiep. Aquensis.
Arelat. et Ebred.

LE CHOLÉRA A AIX

ET

NOTRE DAME DE LA SEDS

DISCOURS

Prononcé dans l'Eglise de la Seds

Au *Te Deum*

Du 22 Novembre 1884

PAR

M. L'ABBÉ E. MARBOT

Vicaire Général d'Aix

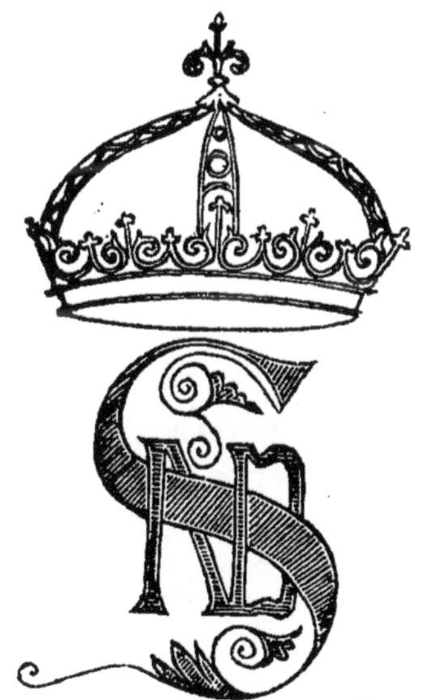

AIX

ACHILLE MAKAIRE, IMPRIMEUR DE L'ARCHEVÉCHÉ

2, rue Pont-Moreau, 2

1884

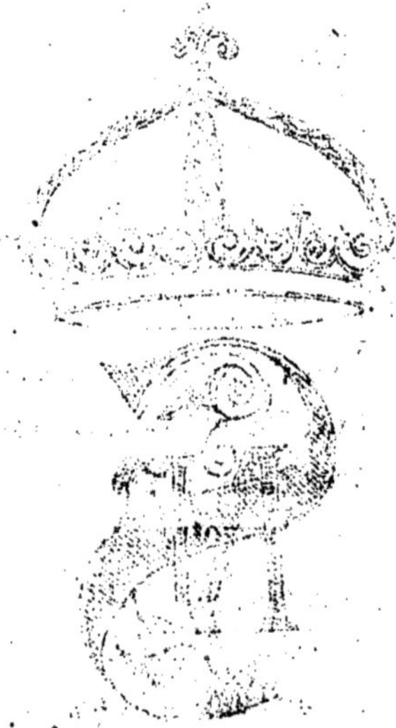

Et victricem manum tuam laudaverunt pariter.

Et ils ont loué tous ensemble votre main victorieuse. — (Sap. X, 20).

MONSEIGNEUR,

C'est ainsi que l'Esprit-Saint constate l'action de grâces qui s'épanouit sur les lèvres d'Israël, quand la Sagesse divine eut délivré ce peuple de la servitude et des fléaux de l'Egypte. Cette même parole rend la pensée de ce jour, lorsque après des heures calamiteuses vous venez ici, Mes bien chers Frères, exprimer votre gratitude à Celle qui est le Siège de la Sagesse. Vous proclamez d'une voix unanime qu'à *la main victorieuse de Notre Dame de la Seds* est due *notre délivrance.* « Et victricem manum tuam laudaverunt pariter. »

Pour rester dans le ton de cette harmonie de vos âmes, je ne puis mieux faire que de vous rappeler à grands traits cette page admirable qui vient de s'écrire dans nos annales.

Mais il est souvent dangereux de dire l'histoire contemporaine. On rencontre sur sa route tant d'injustices ; et il est si difficile parfois de taire sa juste indignation ! — Pour éviter cet écueil, vous me pardonnerez de briser avec les usages et de demander à la parole écrite[1] le frein que l'on ne peut toujours imposer au jet spontané de la forme.

Mais avant tout, il faut nous agenouiller et demander au Siège de la Sagesse de bénir cet « éloge de sa main victorieuse. »

Ave Maria.

I.

Notre père céleste, dont la sollicitude prévient le plus infime de nos malheurs[2], a des façons diverses d'exercer sur nous sa miséricorde. Entre son immuable sainteté et l'imperfection de nos prières, il a daigné établir des

---

[1] Quand on parle de faits contemporains, il est facile de froisser involontairement ceux qui ont pris part aux événements que l'on raconte. Il suffit pour cela d'une expression impropre ou moins heureuse échappée à l'improvisation de la forme. C'est pour éviter cet écueil que l'on a voulu écrire d'avance ce discours qui, contrairement à l'usage, a été lu en chaire.

[2] « Vestri autem capilli capitis omnes numerati sunt. (Matt. X. 30).

intermédiaires autorisés : car la Très Sainte Vierge et les Saints ne sont point uniquement des modèles proposés à notre imitation ; ils sont aussi les avocats des causes justes, que nous confions à leur crédit près la Cour suprême du souverain Juge.

Or, Mes Frères, il ne peut vous échapper que, dans le rôle surnaturel de nos instances, Dieu paraît établir entre nos défenseurs une répartition, que l'expérience nous dévoile et contre laquelle nul client n'a le droit de protester. C'est pour cela que tel ou tel genre de grâce est plus spécialement obtenu par tel ou tel saint. C'est ainsi que, selon le cas, l'Eglise invoque la Très Sainte Vierge sous l'une ou sous l'autre de ses dénominations si variées et si justifiées. — C'est là le plan providentiel. Quelle que soit la raison de cette économie divine, c'est notre devoir et notre intérêt de savoir en tenir compte.

Vous l'avez fait, Mes bien chers Frères. Et, dans les annales si bien remplies de cette vieille Capitale de la Provence, vous avez eu l'intelligence de bien lire la leçon du passé dictant la conduite de l'avenir.

En parcourant, en effet, l'histoire de notre cité, on est frappé d'un fait que nous ne craindrons pas de traduire en axiome : c'est le doigt de Dieu montrant aux Aixois Notre Dame de la Seds comme le seul palladium qui leur soit infailliblement assuré contre la contagion des fléaux mortels. Nos aïeux ont enregistré notamment deux dates célèbres, 1521 et 1630, où la peste cessa tout à coup dès que Notre Dame de la Seds eut été invoquée ; tandis qu'aux autres jours de semblable calamité, alors que l'on ne songe pas à ce spécial patronage, rien n'empêche la mort de faire ici sa lugubre moisson. Notre siècle a reproduit cette vieille leçon. Au choléra de 1835, on ne vient pas à la Seds ; et notre ville est ravagée. En 1849 et en 1865, le peuple se porte en foule aux pieds de la vénérée Madone, et le choléra qui règne tout autour d'Aix, respecte la cité de Marie. — Si l'histoire a sa logique, pouvions-nous ne pas la saisir ici ?

Mais voici qui complète cet enseignement. Notre orgueil a la singulière prétention de se faire écouter de Dieu, même quand il ne lui parle pas comme il convient. C'est un blasphème. Mais ce serait une illusion non moins triste que de croire notre faiblesse dispensée de toute ferveur par la puissance du patronage qui intercède pour nous. L'année 1854 nous l'a bien appris. Quand, à cette date néfaste, le choléra parut dans notre région, le souvenir de 1849 fit tourner les yeux vers la Seds. Mais cette fois, au lieu d'un cri du peuple demandant pitié, ce fut un ordre de l'autorité qui donna le branle. Les habits brodés du pouvoir ne remplacèrent point les élans de la foi populaire. On vint ici comme à une fête officielle. Et peu de temps après le choléra parcourait nos rues et y accumulait ses douloureuses hécatombes [1]. La prière avait été sans con-

---

[1] On a remarqué à cette époque que les prières n'avaient pas été absolument perdues, parceque personne n'était mort sans recevoir les derniers sacrements. On cite même des conversions de la dernière heure assez notables.

fiance, car la confiance ne jaillit pas sur commande. On le comprit trop tard.

Quelles leçons, Mes bien chers Frères ! J'avais besoin de les rappeler pour mieux faire ressortir le bien fondé de vos espérances et la victoire qui a couronné si magnifiquement votre foi. Car, j'ai hâte de le proclamer bien haut, si le ciel s'est montré pour nous si clément, c'est que vous êtes venus *là où il fallait venir*, et que vous avez su y prier *comme il fallait prier* pour assurer le succès.

II.

Nous touchions à la fin de juin. Nous osions espérer encore que les tristes nouvelles arrivant de Toulon étaient au moins exagérées, quand un jour les menaces grandissantes de l'inexorable fléau se traduisirent par ce cri : Le choléra est à Marseille ! L'illusion n'était plus possible. Entre Marseille et Aix, il y a si peu de distance et des relations si incessantes ! En dépit des plus louables efforts [1]

1 Nous sommes loin d'approuver tous les excès de désinfections qui nous ont infectés. Mais nous croyons qu'il serait injuste non-seulement de ne pas louer les précautions raisonnables qui ont été prises, mais encore de ne pas tenir compte des bonnes intentions qui peuvent excuser les autres.

de ceux qui ont la charge de veiller sur la cité, nous ne pouvions échapper à la contagion. Et nul d'entre nous n'envisageait sans frémir une telle éventualité. La mort a toujours ses tristesses ; mais elle ne semble jamais plus lugubre que lorsque ses coups se multiplient sans trève, ni merci, avec une promptitude et une violence qui déjouent toutes les prévisions.

C'est dans ces tristes conjonctures que s'ouvrit notre octave annuelle à Notre Dame de la Seds. En vous y invitant, Mes bien chers Frères, nous n'avions pas fait la moindre allusion au fléau qui nous menaçait. La spontanéité de votre recours à l'illustre Madone a donc gardé toute sa valeur, quand vous avez compris la coïncidence toute providentielle qui vous appelait ici, juste au moment opportun.

Et comme vous l'avez bien compris, Mes Frères ! Qui aurait pu en douter en vous voyant accourir dès la première heure, plus nombreux que jamais, dans ce pieux sanctuaire ? Il y avait dans vos rangs je ne sais quelle électricité souveraine dont les étincelles de foi nous permirent dès l'abord de correspondre à votre élan ; car, ainsi qu'il convient en pareil cas, lorsqu'il s'agit de faire au ciel quelque violence le cri doit partir des entrailles du peuple. C'est sa confiance spontanée qui féconde sa prière. Et alors les pasteurs, pour éviter tout ce qui aurait l'air d'un enthousiasme factice, passent derrière le troupeau et ne le dirigent qu'en le suivant.

Et vous nous avez donné cette grande et trop rare consolation ! C'est vous qui avez entraîné nos pas, quand pendant huit jours, ces nefs ne suffisant point, vous avez doublé nos regrets de n'être pas assez saint pour en reculer les murailles [1].

C'est vous qui allumiez devant l'auguste Madone le cierge armorié dont le symbolisme disait la foi ardente de toute la cité.

C'est la sincérité de votre piété que traduisaient les 3,400 communions dont le faisceau sacré se joignait au Saint Sacrifice offert, huit jours durant, par chacun de vos prêtres [2] pour le salut de tous.

C'est votre ferveur enfin qui chaque soir, dans la prière commune, donnait à vos âmes les accents émus d'une conviction profonde nous touchant jusqu'aux larmes.

Ah ! laissez-moi vous le dire, ces émotions, je ne les oublierai jamais. A mesure que s'échappant de la foule ces cris de confiance et d'amour montaient vers la Madone, j'en recueillais de cette chaire même la puissante harmonie. Elle vibre encore dans mon âme. Et je suis prêt à être votre témoin devant ma Mère et devant Dieu, pour affirmer qu'en présence du fléau, vous avez su, fidèles aux traditions des aïeux, venir prier *où il fallait* et prier *comme il fallait*.

---

[1] L'église a été constamment trop étroite pendant cette octave. Il a fallu, chaque soir, ouvrir les portes pour satisfaire ceux qui étaient obligés de rester dehors sous une tente dressée devant la principale entrée.

[2] Pendant toute l'octave tous les prêtres ont dit la sainte Messe à Notre-Dame de la Seds dans cette intention spéciale de demander l'éloignement du choléra.

III.

Ces élans de foi suffisaient-ils à gagner notre cause ?
Nous pouvions l'espérer, Mes bien chers Frères. Une cir-
constance semblait nous y autoriser. Pendant l'octave même un cas de choléra s'était produit dans la paroisse Saint-
Jean-de-Malte. Trois décès, au moins suspects, l'avaient
immédiatement suivi. Et le fléau s'en était tenu à cette
alerte ; une main invisible l'avait impérieusement arrêté.
Aussi, quand le 9 juillet, à la clôture de cette mémorable
octave, nous vîmes des fleurs dessiner à nos regards les
chiffres de 1521, 1650, 1849, 1865, nul de nous ne
douta qu'il ne fallut ajouter bientôt à ces glorieux millési-
mes la date de 1884.

Cependant, — je dois ici rendre cette justice à votre
sagacité, — personne ne succomba à la fatale présomption
qui change les victoires en défaite, et nous n'oubliâmes
point que la *persévérance* est une qualité essentielle de la
prière.

A partir de ce jour et jusques en ces derniers temps,
une messe hebdomadaire, que le zèle de MM. les Curés de

la ville transforma bientôt en messe quotidienne [1], continua les supplications de l'octave pour détourner le fleau. Et une lampe, blasonnée des armes de la cité [2], brûla nuit et jour devant Notre Dame, pour signifier cette incessante prière.

Mais ce n'était pas suffisant pour votre piété. Un cri jusque-là comprimé s'échappait de la foule et se traduisait par une pétition [3] demandant une procession en l'honneur de Notre Dame de la Seds. Et en même temps une souscription, accessible aux plus humbles par son modeste apport de dix centimes, voulait un cierge monumental [4], offert à la Mère du peuple par le peuple tout entier.

Cette persévérance et ce désir avaient d'autant plus de mérite que leur nécessité semblait moins apparente, car la ville restait indemne. Tandis qu'en effet la désolation croissait à Toulon et à Marseille, tandis qu'Arles gémissait entre la solitude et la mort, Aix au contraire jouissait d'un état sanitaire excellent, tel qu'on l'a rarement connu à

[1] La Messe hebdomadaire a été dite chaque samedi jusqu'au 15 novembre. — La Messe quotidienne dite par le clergé de chaque paroisse à tour de role a cessé au 21 septembre quand on a bénit le *cœur* offert à la Madone.

[2] Une lampe a remplacé le cierge qui brûlait pendant l'octave. On ne l'a éteinte que le 22 novembre au matin, avant la première des messes d'action de grâce.

[3] Cette pétition, qui a réuni plus de 4,000 signatures, (on n'en a pas attendu davantage), a été absolument *spontanée* de la part des fidèles Le clergé avait déclaré qu'il ne devait ni ne voulait s'en mêler.

[4] Ce cierge véritablement monumental et qui n'a pu être coulé à Aix, est arrivé de Montpellier juste le jour où l'on transféra la Madone à St-Sauveur. On l'a allumé ce jour là, 2 août. Il n'a fini de brûler que dans les premiers jours d'octobre. Ce qui en reste, ainsi que le dernier bout du cierge de l'octave, doit être conservé comme souvenir, dans un cadre, avec le blason qui successivement les orna l'un et l'autre.

pareille époque de l'année [1]. Et cette sécurité n'avait pas ralenti vos supplications. Votre foi en ressortait davantage. Le succès de vos prières s'en assurait mieux.

Et cependant un moment plein d'angoisse s'approchait. Quoi donc ! n'y avait-il pas déjà une manifestation suffisante de votre confiance ? Dieu qui juge les intentions ne s'en contentait-il pas ?

Hélas ! non, Mes Frères. L'heure de Dieu n'était pas sonnée. Et le 26 juillet à midi une douloureuse émotion gagnait tous les cœurs, quand, avec la rapidité de l'éclair, dans nos rues retentissait la nouvelle que le choléra venait de saisir subitement et sans merci ses premières victimes.

IV.

Dieu a ses mystérieux desseins. Et dans la pratique de sa miséricorde, comme dans celle de sa justice, il conduit les hommes par des voies impénétrables. Bien que notre orgueilleuse raison n'ait point le droit de lui en demander compte, le Seigneur, parfois du moins, nous soulève un coin du voile qui dérobe sa sagesse à l'étroitesse de nos regards.

---

[1] Tous les journaux l'ont constaté ; voir notamment la *Provence Nouvelle* du 19 juillet et l'*Éclair* du 18.

Le ciel, fermé sur nos têtes et semblant rester sourd à nos cris, a-t-il ébranlé vos courages, Mes Frères? Non sans doute. Mais laissez-moi, sans dissertation, d'un seul mot, par un seul appel à votre jugement, projeter un faible rayon de lumière sur cette tactique de la céleste miséricorde. Dites-le-moi, si le choléra n'avait paru en aucune façon dans Aix, vous, les bons chrétiens, vous eussiez attribué ce privilège à la protection de Notre Dame de la Seds, n'est-ce pas? mais les autres? mais la masse des indifférents? mais les étrangers?... savez-vous ce qu'ils auraient dit? Ils auraient dit tout simplement que les mesures sanitaires dictées par la science ou propagées par le zèle de nos administrateurs, avaient seules préservé la ville, et que Notre Dame de la Seds n'y était pour rien. — N'est-il pas vrai qu'avec le courant des idées actuelles, l'on n'eut pas manqué de tenir ce langage? Et la faiblesse de plus d'un d'entre nous peut-être y eut acquiescé.

Eh bien! de la manière dont Dieu a conduit les choses, la science ne peut pas dire qu'elle a opposé ici une barrière au choléra, puisque le choléra est venu. Et quiconque a encore un peu de foi chrétienne est obligé d'admettre l'intervention divine. Pour ceux qui ont le malheur de ne pas croire, ils doivent au moins avouer qu'ils sont en présence d'un fait extraordinaire.

Précisons, Mes Frères. C'est une question de dates et de chiffres.

Le 24 juillet, une pétition couverte de plus de quatre mille signatures, demandait une procession pour « prévenir » le choléra. Je ne sais pas et je n'ai pas le droit de demander quelle suite on eut donnée à cette requête. Mais je sais que parmi nous plusieurs se croyaient sages en estimant qu'il valait mieux guérir un mal que le prévenir. Pauvres trembleurs, qui craignent toujours que la vérité ne froisse l'erreur, ils disaient : « Pourquoi une procession, nous n'avons pas le choléra ; attendons au moins que nous l'ayons. » — Ils n'attendirent pas longtemps.

Le samedi 26, le choléra éclatait au quartier de Saint-Sauveur. Avant minuit il avait fait quatre victimes.

Le dimanche 27, sept nouveaux décès se produisent.

Le lundi 28, on en compte huit.

Le mardi 29, la proportion augmente, car bien avant la période des vingt-quatre heures, vers cinq heures du soir, nous en sommes *au septième décès*. — Mais au moment où la mort frappait ce coup à la rue Bellegarde, nos Conseillers municipaux se réunissaient à l'hôtel-de-ville. Et M. le Maire déclarait au conseil, malgré l'opposition de la majorité, qu'il laisserait sortir la procession. — C'était l'heure de Dieu. La nuit suivante, le fléau ne faisait qu'*une seule* victime, rue Littéra. Le lendemain, *aucun décès* ! Les jours suivants ne devaient plus produire que quelques cas.

Eh bien ! en présence d'une cessation aussi prompte du mal contagieux qui débutait si terrible, je demande à tout homme sensé de dire s'il n'y a pas là une intervention extraordinaire. Et si quelqu'un en a trouvé le secret dans les seuls trésors de l'ordre naturel, je l'adjure d'en informer l'Académie et d'en faire bénéficier la Science, que le choléra de 1884 a déjà passablement mise aux abois [1].

Pour nous, Mes bien chers Frères, nous savons que ce consolant secret est ici, dans ce béni sanctuaire. Nous savons que Notre Dame de la Seds est notre libératrice. Croyez qu'elle n'avait pas été sourde à nos premiers accents. Tout un mois, elle avait enchaîné le fléau hors des murs de sa chère ville d'Aix. Et, — que ceci ne vous échappe point, — c'est par une grâce particulière de sa providence que Dieu a permis que la pétition fut déjà faite au moment où le choléra nous envahissait. Car si l'on avait attendu cette heure de détresse, celle-ci eut été probablement prolongée par les longs délais qu'entraine un si vaste pétitionnement.

Mais quatre jours de malheur avaient suffi à la justice divine apaisée par notre puissante auxiliatrice. Une publique glorification de sa mère était décidée : le Seigneur s'en contentait. Et la procession n'était pas faite, que déjà nous étions exaucés ! — C'est à vous que nous le devons, ô

---

[1] Nous ne parlons pas ici de la science infuse de ceux qui ne doutent de rien. Ceux-là sont aussi forts dans leur jugement que l'était, dans ses renseignements, ce journal parisien qui déclarait la fontaine chaude du *cours Mirabeau* d'Aix contaminée par les *infiltrations du Pharo*. Mais la vraie science, celle qui mérite considération, a vraiment déclaré ses perplexités. L'Académie de Médecine de Paris a avoué son embarras et a fait preuve de sagesse en concluant à la question d'hygiène. A Marseille, une commission médicale composée d'hommes très compétents et très sérieux a fait, après des expériences nombreuses et des études spéciales sur la question, un rapport concluant ainsi : « Tout ce que nous « nous bornons à dire, c'est que nous savons mieux que nos devanciers « ce que le choléra n'est pas, mais nous ne savons pas ce qu'il est ».

tendre mère, ô Notre Dame de la Seds. Quand nos rues, consternées par la série croissante des funèbres cortèges, commençaient à craindre l'effarement de la foule et redoutaient déjà la solitude ; quand les sourires si familiers à votre peuple avaient déjà fait place aux larmes ; alors que l'ennemi de tout bien comptait déjà peut-être sur nos méfiances ou nos découragements, vous vous êtes montrée, ô Mère, vous nous avez apparu ! Et votre main s'est révélée pleine de prévenances et de tendresses, ô Madone bienaimée, avant même que votre doux regard n'eut illuminé nos rues et nos cours ; avant que votre radieux visage n'eut réjoui nos demeures en passant une fois encore devant elles !

V.

Me faut-il maintenant redire, Mes bien chers Frères, cet imposant spectacle du *triduum* et de la *procession* ? Ce serait superflu. Nos annales en ont déjà enregistré tous les détails [1]. Vos cœurs en gardent mieux encore la mémoire. Pourquoi risquerais-je d'en ternir l'auréole ou d'en gâter

1 La *Semaine Religieuse d'Aix*, n° du 10 août 1884, contient un compte-rendu de tous points excellent. Voir aussi le *Petit Marseillais* du 6 août, l'*Éclair* du 7, la *Gazette du Midi* du 7, l'*Echo des [Bouches-du-Rhône* du 10, la *Vedette* du 10, la *Provence Nouvelle* du 10, le *Mémorial d'Aix* du 10.

le parfum ? Je ne veux qu'encadrer en quelques lignes vos propres souvenirs.

Ce fut dans notre cité un long murmure approbateur, comme un soupir de soulagement, quand on apprit la décision du magistrat intelligent et sincèrement libéral [1] qui levait toute entrave à la manifestation de notre foi. Ainsi s'ajoutait un nom digne d'honneur à la longue liste de nos Consuls et de nos Maires, qui surent apprécier les titres de Notre Dame de la Seds et respecter la liberté d'un peuple qui croit et qui espère.

Mais quelle émotion fut la vôtre, Mes bien chers Frères, quand le samedi soir la chère Madone fut transférée à la Métropole par le vénérable Chapitre. Sans convocation, sans appel, sans même connaître l'heure précise de cette pacifique prise d'armes, vous voici, foule frémissante d'espoir et attirée par l'amour. Vous débordez de toutes nos rues. Des larmes inondent les yeux. Des sanglots arrêtent la voix de ceux qui prient. Hommes et femmes s'inclinent et s'agenouillent, indiquant du doigt la sainte Image à leurs petits enfants, comme pour leur lire d'un trait toute l'histoire de ce sol privilégié. C'est une libératrice qui passe ! Et Saint-Sauveur ne suffit pas à recevoir ces flots montants

[1] **M. Gautier**, professeur à la Faculté de Droit, maire d'Aix. Les catholiques ont également su apprécier le loyal et cordial appui que M. l'adjoint Thibaud et MM. les conseillers de la minorité ont prêté à M. le maire dans la délicate situation qui lui était faite par la majorité.

de l'ovation spontanée qu'un peuple tout entier fait à sa Mère.

Et dans cette métropole quelle affluence, quelle piété ! Trois jours durant, l'on vous a vus accourir et vous prosterner dans la prière, devant notre vénérée Madone. Comme vous lui parliez la parole du cœur ! Et comme les ardeurs de votre amour éclipsaient leurs symboles, ces innombrables faisceaux de lumières et ces gerbes de fleurs plus innombrables encore que vos mains déposaient au pied de l'autel.

Aussi permettez-moi de négliger tous les points que vous savez comme moi pour vous mieux faire connaître un côté caractéristique de cette grande manifestation.

Dès le début de notre recours à la Vierge illustre de la Seds, quand nous voulûmes rappeler ici les dates glorieuses qui désormais resteront [1] fixées aux murs de ce sanctuaire, l'honorable fabricant dont nous dûmes demander le service, nous adressa une réponse qui fut un trait de lumière. Apprenant la destination des armatures que nous lui commandions, « Je veux bien les faire, dit-il, mais à une condition, c'est que je ne serai pas payé. » — Ce n'était pas pour nous, Mes Frères, une révélation de la

---

[1] Les armatures ont été dorées et revêtues de pièces de verre à facettes. On a fixé les dates de 1521 et 1630 au-dessus de l'autel de St Maximin, et celles de 1849 et 1865 au-dessus de l'autel de St Mitre. De chaque côté domine une couronne de douze étoiles, la couronne apocalyptique de la Ste Vierge. Cet agencement est d'un très bon effet.

générosité aixoise : il y a longtemps qu'à cet égard nous n'avons rien à apprendre. — Mais, je le répète, c'était un trait de lumière. La générosité du cœur se mêlait à nos supplications ; c'était le succès assuré.

Loin de se démentir, cette note ne fit dès lors que s'accentuer davantage. Je choisis entre mille traits plus touchants les uns que les autres.

Les Madones de nos rues attirent notre pieuse attention. Ici ou là il s'agit de remplacer celles qui ont disparu ou bien de restaurer les niches délabrées ou défraîchies. Ce sont les quartiers les moins riches qui se cotisent pour faire face à ces dépenses. Mais comme le cœur sollicite le cœur, quand les divers ouvriers sont appelés pour accomplir cette tâche, ils refusent tout salaire et se déclarent satisfaits d'avoir travaillé pour la bonne Mère.

Ne savez-vous pas que, sans entente préalable, un certain nombre de nos rues étaient représentées aux pieds de Notre Dame de la Seds par des bouquets dont une collecte spontanée avait fait le prix ?

Avez-vous vu cette couronne qui précédait la Vierge ? C'est un Cercle qui l'avait envoyée.

Et, — chose qui surprendra peut-être le terre à terre de nos mœurs contemporaines, — je pourrai nommer un Café, dont les habitués se sont cotisés pour offrir des fleurs à Notre Dame de la Seds. Et afin que nul doute ne pût ternir le sentiment qui inspirait cette démarche, on voulut que ce bouquet fut en forme de cœur, assez beau et de dimensions assez restreintes pour qu'il fut possible de le placer dans les mains de l'auguste Madone.

Comprenez-vous, Mes Frères, comment dans leur sim-
plicité ces détails révèlent tout ce qu'il y avait de cordia-
lité et de générosité d'àme dans cet irrésistible élan qui
entraîna notre population vers Notre Dame de la Seds ?

Comment donc s'étonner du succès incomparable qui
marqua la soirée du 5 août? Ici ne craignez pas les lon-
gueurs d'une description. J'y renonce. La tâche dépasse
mes forces. Et tout ce que l'on pourrait dire n'en donne-
rait jamais une juste idée. Voir tout à coup cette ville,
hier consternée, prendre les grandes allures d'une cité
qui se prépare à un grand évènement public ; toutes
les campagnes refoulant dans nos murs ceux qui huit
jours auparavant en fuyaient le dangereux contact ; huit
mille deux cents fidèles environ [1] s'allignant dans nos
rues pour faire escorte à la Vierge Miraculeuse ; et ces
longues files mouvantes gardant toutes, avec le plus ma-
jestueux ensemble, l'attitude la plus digne du recueille-
ment et de la prière ; ce grand air de foi, de pénitence
et d'amour rayonnant sur toute cette scène ; et vous
enfin, ô Marie, ô Mère aimée, vous, souriant à vos enfants
sous la muette mais radieuse image de Notre Dame de la

[2] C'est le chiffre donné par le *Mémorial d'Aix*. Il nous paraît le plus
exact de tous ceux qui ont été mis en avant, parce qu'il repose sur un
calcul de statistique très simple contrôlé trois fois durant le parcours.
Au moment où la Madone sortait de St-Sauveur, la tête de la procession
arrivait à la Seds. Quand la Madone est arrivée à la hauteur de la statue
du Roi René, tout le cours n'était occupé que par les deux files d'hommes
qui précédaient le clergé.

Seds ; vous, ramenant la confiance dans les cœurs : voilà,
Mes Frères, ce qui a remué profondément nos âmes ; voilà
ce que la langue est impuissante à reproduire, mais ce
dont nos cœurs garderont longtemps le souvenir encoura-
geant et consolateur.

VI.

Un grand retentissement répandit au loin l'écho de cette
solennelle prière, couronnée de succès. De bien loin on
nous en félicita hautement. Par de-là la frontière, à Na-
ples, quand cette ville populeuse gémissait sous les coups
du même fléau, l'exemple des Aixois était publiquement
cité pour relever les courages abattus. Le nom de Notre
Dame de la Seds n'avait jamais été aussi connu ; et les re-
jaillissements de sa gloire ne s'étaient jamais mieux dilatés.

Mais, je dois le dire, cet éclat extérieur n'égalait pas
l'inébranlable confiance dont surabondèrent nos âmes.
Que la Vierge protectrice de notre cité en eut chassé le
fléau : c'était merveille. Mais ce qui fut, à certains égards,
peut-être plus merveilleux encore au temps où nous vi-
vons, c'est la confiance sereine qui calma toutes les appré-
hensions du peuple. Et l'on disait couramment dans nos

rues : « La procession est faite, nous pouvons être tranquilles, il n'y a plus rien à craindre. »

Cette quiétude, Mes Frères, ne fut point troublée. L'évènement justifia le sentiment qui l'inspirait. Le fléau était bien arrêté.

Sans doute, notre banlieue en subit encore de pénibles atteintes. Mais notre préservation en devint d'autant plus remarquable que longtemps encore, à nos portes, le choléra décimait l'asile de Mont-Perrin. Je sais bien aussi que, durant la quinzaine suivante, quelques décès cholériques ont été signalés en ville même. Mais nul n'ignore que l'authenticité de leur caractère n'a pas toujours paru prouvée aux yeux de tout le monde [1]. Seraient-ils tous d'ailleurs sans conteste, qu'ils ne constitueraient jamais que des cas isolés; le bon sens, aussi bien que la valeur des mots, n'en saurait faire une épidémie ; et rien ne s'y trouverait de comparable à la façon dont le fléau nous frappait, durant quatre jours, avant nos solennelles supplications.

[1] L'Eclair cité par *Provence Nouvelle* du 17 août, la *Vedette* du 15 août, l'*Echo des Bouches-du-Rhône* du 10 août et du 7 septembre. — La bonne foi de certains reporters de journaux a dû être au moins surprise. Ainsi en fut-il sans doute quand, le 7 septembre, un journal de Marseille annonçait trois décès cholériques *en ville* et n'en donnait l'adresse que pour un seul... .. par la raison que les deux autres étaient du Mont-Perrin. A moins que ce fut pour apitoyer, en notre faveur, le brave conseil municipal de *Beaucaire* qui avait gravement délibéré qu'Aix n'aurait aucune part à la souscription de Béaucaire « attendu que « le maire de cette ville (Aix) a autorisé la procession et que l'on ne doit « rien accorder aux cléricaux » !!!

VII.

Au reste, il n'est point parmi nous un seul chrétien qui n'ait senti en ces évènements l'intervention de l'auguste Madone dont nous implorions le secours.

Et c'est pourquoi nos âmes avaient besoin de s'épancher ici en de solennelles actions de grâces. Déjà le 21 septembre dernier, nous offrions à Notre Dame le cœur symbolique de la gratitude [1]. Mais ce n'était pas assez pour notre amour, ce matin en vous approchant si nombreux de la table sainte, vous avez dit à Dieu le plus chaleureux accent de votre reconnaissance. Ce soir, le *Te Deum* va compléter vos élans ; et vous direz bien, n'est-ce pas, à Notre Dame de la Seds que nous l'aimons et que nous exalterons toujours sa gloire, « Et victricem manum tuam laudaverunt pariter. »

En quittant cet insigne sanctuaire, vous y laisserez, Mes bien chers Frères, le souvenir de tant d'émotions. Le mar-

---

1 Ce cœur contient les noms de tous ceux qui ont pris part à la souscription à deux sous pour le cierge populaire.

bre transmettra aux générations futures cette attestation de fidélité adressée *à la Mère du peuple* par le peuple tout entier sans distinction de rang ni de fortune [1].

Ce n'est pas tout. Aux libérateurs on tresse des couronnes. Et vos offrandes de ce jour présentent à notre Libératrice ces deux splendides couronnes [2] dont les myoso-

---

[1] Un ensemble de dalles avec inscriptions incrustées, en harmonie avec les autres ex-voto du même genre, exprime à la Seds la reconnaissance du peuple d'Aix. Quinze pièces de marbre le composent. La pièce centrale porte, dans l'encadrement oval d'un ornement romano-byzantin, ces mots : *A la Mère du Peuple*, flanqués de quatre dates : *2 juillet* (c'est le commencement des prières), *2 août* (transfert de la Madone à St-Sauveur), *5 août* (procession), *22 novembre* (jour des actions de grâces). Une frise ondulante et un pointillé règnent tout autour, ayant en tête : *Choléra de 1884*, au bas : *Le Peuple d'Aix reconnaissant*, et sur chaque côté, le chiffre *N. D. S.* Deux dalles secondaires sont à droite et deux autres à gauche avec les inscriptions suivantes : *O turrium urbis eburnea turris* (« O tour d'ivoire de la ville des tours ». C'était le nom de l'ancienne partie d'Aix où se trouve la Seds) ; 2º *O civitatis aquarum fons perennis* (« O fontaine permanente de la ville des eaux ». Le nom d'Aix vient de ses eaux, *Aquæ*). 3º *Tu Gloria Jerusalem, tu lætitia Israel* (« Vous êtes la gloire de Jérusalem, la joie d'Israël) ; 4º *Tu honorificentia populi nostri* (« Vous êtes l'honneur de notre peuple ». Ce texte et le précédent sont du livre de Judith).

En tête de cet ensemble il y a une couronne de douze étoiles et de chaque côté les deux mots du « Salve Regina » : *Ad te clamamus* (Nous crions vers vous), *Ad te suspiramus* (Vers vous nous soupirons).

Enfin au bas est écrit : *Aix fidèle à sa mère*, 1884 et *Aix à sa fidèle gardienne*, de chaque côté de la formule consacrée : *Ad perpetuam rei memoriam* (En perpétuel souvenir de l'évènement).

Une nouvelle souscription à dix centimes en a fait les frais.

[2] Ces couronnes, qui doivent rester adhérentes aux murs du sanctuaire, mesurent environ 1 m. 30 de diamètre. Elles sont en émail, roses et myosotis. Chacune porte une banderolle dont l'une dit : *Aix fidèle à sa mère*, 1884, et l'autre : 1884, *Aix à sa fidèle gardienne*.

tis et les roses emblématiques ne se faneront point, pas plus que ne s'émousseront nos souvenirs et notre amour.

Est-ce fini ? non il nous faut faire quelque chose de plus. Ecoutez.

En 1630, les Consuls d'Aix firent un vœu au nom de la Ville ; et jusqu'à la Révolution, le premier septembre de chaque année, l'on vint ici remplir cette obligation de la foi jurée [1]. Nous réparerons l'oubli commis depuis quatre-

[1] Dans la délibération du 11 janvier 1630, le corps et communauté de la ville d'Aix avait promis une procession au jour anniversaire où, la peste cessant, le Parlement rentrerait. Ce fut le 1er septembre que le Parlement rentra. Le chapitre avait enregistré cette délibération dans ses actes, le 20 janvier, et il y conste que la statue de Notre-Dame de la Seds devait être portée à la procession. Il paraît que l'on renonça plus tard à porter la statue, mais la procession et la messe restèrent en usage, de la façon qu'il paraît dans les *Mémoires pour servir au cérémonial de la Ville par J.-B. Roux* (père de M. Roux-Alphéran). Nous en extrayons ceci :

1er Septembre — La cérémonie votive du 1er septembre est moins une procession qu'un pèlerinage solennel à N.-D. de la Seds. On n'y porte point la statue de la vénérée madone ; on se rend en pompe à son église pour accomplir le vœu fait par la ville en 1630.

A 6 h. du matin, départ de la Métropole, l'ordre du cortège est celui-ci :

Toutes les confréries avec leurs bannières, les ordres religieux, le chapitre, l'officiant et ses ministres qui sont trois bénéficiers ; 24 enfants de la charité avec flambeaux d'une livre ; les trompettes, flambeaux d'une livre ; les consuls, flambeaux de deux livres ; les greffiers, flambeaux d'un livre, tous fournis par la ville ; la garde.

L'itinéraire du cortège est le suivant : rue de la Grande-Horloge, boutique rouge, rue de la Pureté (Beauvezet), rue et porte des Augustins, la Mule blanche, cours des Minimes.

Arrivés à l'église de N.-D de la Seds, tous ont pris leurs places respectives ; les chanoines derrière l'autel, les consuls à leur banc dans le sanctuaire, les charitons dans la nef de droite, où l'on a dit pour eux une messe basse, pendant la grand'messe chantée en faux-bourdon au grand autel, devant le St-Sacrement exposé.

Il y avait beaucoup de monde dans l'église (1774).

vingts ans. Et désormais une *fondation perpétuelle* assurera, le 1er septembre de chaque année, la célébration d'une messe à la Seds, pour remplir l'intention des aïeux et garder aux enfants la protection constante de Notre Dame. — En votre nom, Mes Frères, je signe ici, devant Dieu et devant Notre Dame de la Seds, le titre nouvel de cette dette d'honneur.

Et maintenant, en descendant de cette chaire, je ne dis plus qu'un mot.

Les consuls font l'offrande, baisent une relique et remettent leurs flambeaux au Maître de cérémonies du Chapitre.

Après la messe, la procession sort par la porte du cloître, passe devant les Chartreux (rue des Bourras), porte des Cordeliers, rue de ce nom, fait le tour de l'hôtel-de-Ville par derrière, et remonte à St-Sauveur où tout se termine par quelques prières à N.-D. d'Espérance.

La Ville fait, ce jour-là, 6 francs d'aumône aux PP. Minimes et fait porter, au retour de la procession, 12 sacs de blé au Bon-Pasteur.

— M. Colomb, paraît s'être trompé dans son excellente *Notice sur Notre-Dame de la Seds*, quand il suppose qu'il y a trace de ce vœu dans le chant des *Litanies* en usage à St-Sauveur, le dimanche du St-Nom de Marie dans l'octave de la Nativité. Ceci se rapporte au vœu de 1720. Cette solennité n'a rien de commun avec N.-D. de la Seds. — Les *mémoires* de M. J.-B. Roux. disent que la procession de ce jour sort de St-Sauveur à 4 h. après les Vêpres, 1 bénéficier officie, 4 pénitents blancs portent la Vierge (la statue en argent du Parlement), les ordres religieux assistent à la procession qui fait le tour ordinaire : Grande-Horloge, boutique rouge, rue de la Pureté, rue des Augustins (du St-Esprit), hôtel d'Albertas, la Madeleine, la place du Palais et des Prêcheurs, les Trois-Ormeaux, etc.

Au retour, Salut à la Métropole, après quoi les Consuls se retirent à hôtel-de-ville avec leur escorte ordinaire.

L'histoire est un grand maître. Dieu y trace les lignes de son économie providentielle vis-à-vis des peuples. Nous venons d'en faire la salutaire expérience.

Eh bien ! promettons-nous de n'oublier jamais que lorsqu'une maladie contagieuse menace la ville d'Aix, c'est ici qu'il faut venir prier et prier avec confiance et persévérance. Dieu le veut ainsi ! Lorsque quatorze ans après l'Ascension du Maître, Maximin, son disciple, plantait la Croix sur notre sol, ici, au lieu même où nous sommes, il dressait un autel à Marie contre les remparts de la Ville Romaine. Et attachée aux murs de la Cité de Maximin remplaçant la cité de Sextius, Notre Dame de la Seds est restée la sentinelle vigilante qui nous garde, le palladium qui nous protège. — Chers Aixois, ne l'oublions jamais.

Ainsi soit-il.

[illegible]

[illegible]

[illegible]

[illegible]

[illegible]